AF318295

DES

HYPEROSTOSES GÉNÉRALISÉES

PRIMITIVES

PAR

L. ROGIER

Docteur en médecine de la Faculté de Paris.

PARIS

G. STEINHEIL, ÉDITEUR

SUCCESSEUR DE H. LAUWEREYNS

2, RUE CASIMIR-DELAVIGNE, 2

1884

DES

HYPEROSTOSES GÉNÉRALISÉES

PRIMITIVES

PAR

L. ROGIER
Docteur en médecine de la Faculté de Paris.

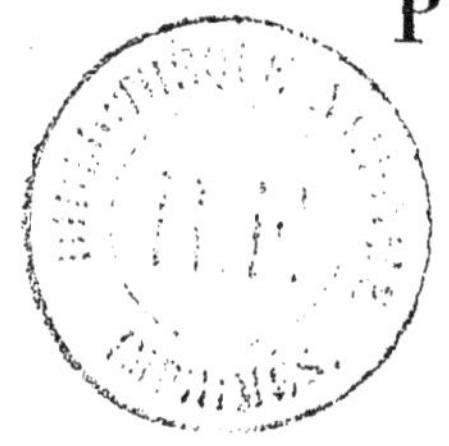

PARIS

G. STEINHEIL, ÉDITEUR

SUCCESSEUR DE H. LAUWEREYNS

2, RUE CASIMIR-DELAVIGNE, 2

1884

DES

HYPEROSTOSES GÉNÉRALISÉES

PRIMITIVES

INTRODUCTION.

Peut-être n'est-il pas inutile, en commençant ce travail, de nous justifier de l'avoir entrepris. C'est une observation recueillie dans le service de notre éminent maître, M. le professeur Germain Sée, qui nous a suggéré l'idée de cette dissertation inaugurale. Si les hyperostoses en général se trouvent décrites dans tous les ouvrages qui traitent des affections osseuses, les hyperostoses généralisées n'ont pas été, à notre connaissance tout au moins, l'objet d'un travail d'ensemble; et les traités de pathologie, qui sont entre nos mains, ne renferment que quelques lignes concernant cette affection.

Nous avons donc pensé qu'il serait utile, en même temps qu'intéressant, de rassembler dans cette thèse les quelques faits, peu nombreux il est vrai, que possède la littérature médicale, de les rapprocher du cas que avons été à même d'observer, de les comparer entre eux, et enfin d'essayer de constituer avec ces quelques éléments ainsi réunis l'histoire de la maladie.

Pour traiter un pareil sujet avec quelque avantage, deux conditions nous auraient été nécessaires, d'abord une longue expérience personnelle, et ensuite une plus grande quantité de matériaux disséminés dans la science; c'est assez dire que notre thèse ne pouvait être qu'une œuvre incomplète. En insistant sur les difficultés de notre tâche, nous n'avons d'autre but que nous faire pardonner les imperfections de ce travail et nous assurer l'indulgence de nos juges.

Qu'il nous soit permis d'exprimer ici notre vive reconnaissance à notre éminent maître, M. le professeur Germain Sée, qui nous a toujours témoigné une grande bienveillance pendant le cours de nos études médicales, aux savantes cliniques duquel nous avons puisé de précieux enseignements, et qui enfin a bien voulu accepter la présidence de notre thèse inaugurale.

Nous prions aussi M. Mathieu, chef de clinique médicale à l'Hôtel-Dieu, de vouloir bien accepter nos remercîments pour les bons conseils qu'il nous a donnés. N'oublions pas non plus M. Wertheimer, externe des hôpitaux, qui nous a donné le gracieux concours de sa parfaite connaissance de la langue allemande pour nos traductions.

DIVISION DU SUJET.

D'après Virchow, l'hyperostose est un gonflement reposant sur un os entier ou du moins sur une portion entière d'un os, tandis que par exostose on désigne un produit à base plus circonscrite.

Le plus souvent l'hyperostose est la conséquence d'un travail inflammatoire ou réparateur de l'os; ainsi on l'observe à la suite de l'ostéite, de la nécrose, des abcès profonds des os, de certaines fractures, etc...

L'hyperostose est provoquée quelquefois par la propagation d'une inflammation des parties molles qui avoisinent un os. C'est ce que l'on observe au tibia dans les cas d'ulcères rebelles de la jambe. M. Reclus a récemment attiré l'attention sur cette forme d'hyperostose dans le *Progrès médical*, décembre 1879.

La syphilis, qu'elle soit acquise ou héréditaire, est une cause très fréquente de productions osseuses.

Le rhumatisme noueux possède une disposition spéciale à la formation de tumeurs osseuses sous la forme d'hyperostoses, de périostoses, d'exostoses et d'ostéophytes (Virchow).

Mais toutes ces hyperostoses sont symptomatiques, et leur étude ne rentre pas dans le cadre de notre sujet. Dans d'autres cas, les hyperostoses ne sont plus symptomatiques, mais elles frappent seulement un certain nombre d'os ; comme par exemple dans le cas rapporté par M. Rullier, et dont les pièces se trouvent au musée Dupuytren. Tous les os plats étaient hypertrophiés.

Lobstein, Virchow, Nélaton, Cruveilhier rapportent un certain nombre de cas d'hyperostoses siégeant sur les os du crâne ou de la face.

En 1879, M. Le Dentu a publié un article très intéressant sur « la périostose diffuse non syphilitique des os de la face et du crâne, » en y joignant l'histoire d'une malade de son service.

Mais nous ne voulons pas faire une étude d'ensemble sur toutes les hyperostoses qui peuvent apparaître sur le squelette, et nous croyons devoir nous limiter à une seule catégorie de ce genre d'hyperplasies, à celles qui présentent comme caractères essentiels de se produire sans causes apparentes (syphilis, traumatisme, etc.), par conséquent d'être idiopathiques ou primitives ; enfin d'être non seulement multiples, mais généralisées à toutes ou presque toutes les pièces du squelette.

Après avoir dit quelques mots de l'historique, nous donnerons immédiatement les observations que nous avons recueillies.

Dans le chapitre suivant, nous tâcherons de mettre en relief les symptômes qui nous ont le plus frappé, disant en même temps quelques mots de la marche de la maladie et du traitement par lequel on a essayé de la combattre.

Nous consacrerons enfin deux chapitres, l'un à l'étiologie, l'autre au diagnostic de cette curieuse affection; regrettant, au point de vue scientifique, qu'il n'ait pas été pratiqué d'autopsie, ce qui ne nous permet pas d'en faire l'anatomie pathologique.

HISTORIQUE.

En 1868, Friedreich publia, dans les Archives de Virchow, deux cas d'hyperostoses généralisées, qu'il avait observés chez les deux frères. Il écrit en même temps :

« Les cas, dans lesquels l'hyperostose porte sur la gé-
« néralité des os du squelette, doivent être signalés
« comme des raretés; car en fait de cas de ce genre, on
« ne trouve dans la littérature médicale que le célèbre
« cas de Saucerotte. Ce chirurgien observa un homme
« de 39 ans dont le poids s'éleva de 119 à 178 livres,
« bien que les parties molles fussent amaigries. »

En 1881, MM. Leloir et Rathery ont publié, dans la *Revue de médecine*, l'histoire d'un malade qu'ils avaient observé à l'hôpital de la Charité dans le service de M. le professeur Vulpian, et sur lequel M. Bourceret avait déjà publié une note dans la *Gazette des hôpitaux*, le 4 mai 1876.

Enfin, le malade que nous pûmes observer à l'Hôtel-Dieu, alors que nous étions externe dans le service de M. le professeur G. Sée, avait déjà été soigné pour une affection cardiaque dans le service du Dr Empis à l'Hôtel-Dieu, et M. Richardière, alors interne, avait pris sur lui quelques notes qu'il a bien voulu nous communiquer et que l'on trouvera plus loin.

OBSERVATIONS

OBSERVATION I.

(Envoyée à l'Académie de chirurgie en 1772, par Saucerotte).

Il y a environ six ans (en 1772), qu'un habitant du village de Mangouville, à quatre lieues de Lunéville, âgé de 39 ans, haut de cinq pieds deux à trois pouces, d'une stature grêle et mince, à l'époque citée d'il y a environ six ans, s'aperçoit que tous les os de son corps à l'exception peut-être des dents, grossissent peu à peu sans s'allonger (ceux au moins qui peuvent faire croître un individu en hauteur), de manière qu'il estime présentement avoir les os au moins du double gros qu'au terme d'il y a six ans. Il est certain que c'est un homme extraordinaire, eu égard à la circonférence de son corps en général et de chacune de ses parties dans le détail, sans que les chairs y soient pour beaucoup ; car elles sont flasques et affaissées, et démontrent que c'est aux dépens de leur tissu cellulaire que les os acquièrent un embonpoint contre nature, s'il est possible de m'exprimer ainsi. Cet homme est obligé de se faire faire des chapeaux, n'en trouvant point dont la forme soit assez ample pour lui ; ses yeux sont actuellement très à fleur de tête, par l'épaississement des os de l'orbite, qui ont porté ces organes en dehors ; sa mâchoire inférieure ayant sans doute eu plus de facilité à s'étendre que la supérieure, parce qu'elle est un os unique et mobile, il s'ensuit que les dents incisives du bas débordent celles du haut de l'épaisseur du doigt ; ce qui n'est pas de même pour les dents molaires sans doute parce que la force des muscles crotaphytes et masséters s'est opposée à l'élargissement de la mâchoire inférieure sur les côtés : la lèvre inférieure est peut-être l'unique partie molle qui ait suivi l'accroissement progressif des parties dures, car elle est très grosse ; la colonne vertébrale est d'un calibre singulier ; il en est de même des clavicules ; les omoplates et les os des hanches ont prodigieusement pris d'étendue et d'épaisseur, de même que les côtes et le sternum, de sorte que la poitrine est fort éminente, et le ventre plat, eu égard à l'affaissement et à l'émaciation des parties molles. Les côtes ont bien un pouce et demi de largeur, et paraissent même en quelques endroits déborder les unes sur les autres ; les pieds et les mains peuvent être comparés, relativement à la grosseur, à ces mêmes parties qui, chez un sujet ordinaire, seraient attaquées d'un gonflement, comme on dit, à pleine peau. Les jambes paraissent à la première inspection ne point cadrer avec le reste du corps ; mais bientôt l'illusion cesse, si l'on fait attention qu'elles sont tout os, et qu'elles n'ont point ou presque point de mollet. Malgré cela, le tendon d'Achille est bien le double gros que chez un autre sujet adulte.

Ce citoyen ne peut imputer l'accroissement de ses os à aucun état maladif ; il est vrai que dans tous les temps il a été assez gros mangeur, mais aussi il a constamment fait beaucoup d'exercice, car il est un des plus grands cultivateurs de la province. Actuellement il est presque toujours assoupi, sans doute à cause de la compression du cerveau, par l'épaississement des os du crâne. Depuis environ deux ans, il éprouve une oppression de poitrine, sans doute aussi par la gêne où se trouvent les poumons. Je crois qu'il n'est pas inutile de dire que depuis que cette augmentation est parvenue à un certain point, le pouls est constamment si petit qu'on ne peut souvent le trouver.

Le malade a pris toutes sortes de remèdes altérants et évacuants, sans pouvoir détourner les sucs nourriciers de se porter aux os plutôt qu'aux chairs. Mais pourquoi ces sucs ont-ils abandonné des canaux flexibles, perméables, et d'une extensibilité facile pour se rendre dans des tuyaux durs et qui offrent une résistance considérable à la dilatabilité ? Enfin il ressent, j'oubliais de le dire, des douleurs universelles, qu'il croit être des rhumatismes ; mais il est bien plus à présumer qu'elles sont le résultat de la distension du périoste et des autres parties membraneuses qui environnent les os.

Le 25 janvier 1773, Saucerotte écrit à M. Sabattier, commissaire de l'Académie de chirurgie pour les correspondances, qui lui avait fait diverses demandes de la part de l'Académie :

« En 1766, le sujet pesait 119 livres, et en pesait l'an dernier
« 178, sans que l'embonpoint des chairs y soit pour quelque
« chose, bien au contraire, comme j'en ai fait mention dans l'ob-
« servation.

« Quant aux divers diamètres de la tête, il y a depuis la racine
« du nez jusqu'à la nuque, en passant le long de la suture sagittale
« 21 pouces ; depuis un trou auditif externe à l'autre en passant
« par le vertex, 19 pouces ; et circulairement dans la plus grande
« circonférenee 29 pouces. La mâchoire inférieure qui déborde
« antérieurement la supérieure de l'épaisseur d'un doigt, a 18
« pouces en prenant de l'un de ses condyles à l'autre, et descen-
« dant sur ses angles et de là au menton. De la partie inférieure
« moyenne du menton à la supérieure des dents incisives de cette
« mâchoire, il y a 4 pouces ; ce qui fait qu'elle descend en bas et
« vient poser sur la partie supérieure du sternum, de manière
« que le sujet paraît n'avoir point de cou. »

Plus loin il ajoute : « Les urines ont été analysées fraîches et
« conservées, et on n'y a pas découvert les principes ordinaires
« que l'on y trouve, surtout leur terre particulière.

« En résultat de toutes les particularités de cette observation,
« dit-il en terminant, ne pourrait-on pas conclure que la terre
« de l'urine se portait aux os chez ce malade. »

Dans son Traité d'anatomie pathologique, Lobstein nous apprend que : « le malade de Saucerotte mourut
« en pleine connaissance à la suite d'une péritonite, pré-
« cédée d'embarras gastrique, en juillet 1773. Quelque

« temps avant sa mort, il s'était aperçu que ses os ne
« grossissaient plus ».

D'autre part, au n° 435 du musée Dupuytren, nous
avons remarqué un sternum, une clavicule et une côte,
atteints d'hyperostose ; et nous lisons dans le catalogue
des pièces du musée Dupuytren, par Houel, tome II,
page 148, que ces trois pièces ont appartenu au malade
observé par Saucerotte.

« A la mort de cet individu, sa femme s'est opposée à ce que
« l'on fit l'autopsie ; elle poussa même, comme le dit Saucerotte,
« le culte pour la mémoire de son mari, jusqu'à venir prendre
« près du cimetière un logement, d'où elle ne perdait pas de vue
« la tombe. Ce n'est donc que de nombreuses années après, lors-
« que la femme fut elle-même morte, que Saucerotte put se pro-
« curer les os de cet homme, et il a envoyé à l'Académie de mé-
« decine, le sternum, une clavicule et une côte droite. »

Sternum. La première pièce est détachée de la seconde, mais
toutes les autres sont solidement soudées. La longueur totale de
cet os est de 25 centimètres. La largeur de la poignée prise au
niveau des surfaces articulaires des cartilages de la première
côte est de 9 centimètres. L'appendice xiphoïde a six centimètres de long sur près de trois de large. Le poids de l'os entier
est de 49 grammes ; son épaisseur à la partie moyenne est de 12
centimètres.

Clavicule. Cet os a 16 centimètres de long ; son corps quoique
développé, n'a rien d'extraordinaire. C'est principalement sur
les extrémités qu'a porté l'hypertrophie. La surface qui s'arti-
cule avec le sternum a 3 centimètres de diamètre antéro-
postérieur et 4 dans le sens vertical.

Côte. Elle est grande et forte, c'est une côte sternale. Sa longueur, mesurée à l'aide d'un fil qui en suit la courbe, est de 35
centimètres. Le poids de cet os est de 35 grammes.

Observation II.

(Publiée par le professeur Friedreich de Heidelberg dans les
Archives de Virchow. Année 1868.)

Wilhelm Hagner, âgé de 26 ans, cordonnier, se présente à la
clinique le 14 mai 1867. A l'âge de 10 ans, il fit une chute sur
l'avant-bras gauche et sur le menton ; on fut obligé, dit-il, de
placer le bras dans un appareil. Au niveau de la mâchoire inférieure on aperçoit encore quelques cicatrices superficielles. A
13 ans, brûlure de la partie antérieure du thorax par de l'eau
bouillante, cet accident a laissé à sa suite quelques cicatrices
blanchâtres sur la poitrine. En automne 1862, pneumonie du
côté droit. A part cette dernière maladie, H... a toujours été
bien portant ; il n'a jamais eu ni rhumatisme, ni érysipèle, ni sy-
phylis. Son père est mort de « consomption » ; sa mère vit encore
et jouit d'une bonne santé. Il a six frères et sœurs. Parmi ces
derniers, qui se portent bien d'ailleurs, se trouve un jeune
frère qui est atteint d'une affection osseuse identique.

En 1859 (H... avait alors 18 ans), il vit tout à coup, et sans
cause, ses pieds augmenter de volume, principalement au niveau
des malléoles; peu à peu cette augmentation de volume s'étendit
à la jambe, puis au genou. La marche devint alors pénible ; il lui
semblait, nous dit-il, « que ses jambes étaient de plomb ». Environ deux ans plus tard, ses deux mains commencent à grossir
graduellement; les doigts s'épaissirent et bientôt, en raison de la
tension des téguments, le travail devint difficile. Néanmoins,
grâce aux mouvements imprimés aux doigts, la tension de la
peau diminua, et dans ces quatre dernières années il put, dans
une certaine mesure, vaquer à ses occupations.

Depuis deux ans, l'affection n'a pas fait de progrès sensibles.
H... n'a cessé de se bien porter, et n'a ressenti depuis le début
de l'affection aucune douleur.

Examen. Les mains, les pieds et les jambes ont un aspect éléphantiasique. Au toucher, on constate que l'augmentation de volume des membres dépend d'une augmentation de volume des parties osseuses. Les phalanges des doigts et des orteils, les os du métacarpe et du métatarse sont considérablement épaissis; ils semblent aussi avoir subi un certain allongement. A la jambe et à l'avant-bras les épiphyses osseuses ont atteint un développement exceptionnel. Les diaphyses du tibia et du cubitus sont considérablement épaissies et arrondies : il en est de même des rotules, qui n'ont du reste pas cessé d'être mobiles. Partout les os sont couverts d'inégalités et d'exostoses plus ou moins volumineuses. Les os de la cuisse et du bras sont également hypertrophiés; cette hypertrophie porte aussi bien sur les extrémités osseuses que sur les autres parties du squelette.

C'est ainsi que le sternum est plus épais et plus large qu'à l'état normal; il en est de même des omoplates et des os iliaques; les crêtes iliaques sont surtout très épaissies. Les côtes sont plus volumineuses et plus larges, les espaces intercostaux plus étroits qu'à l'état normal.

Les apophyses épineuses des vertèbres, principalement celles des vertèbres cervicales inférieures et des vertèbres dorsales supérieures, sont considérablement épaissies. Les clavicules présentent des dimensions doubles de leurs dimensions habituelles.

Parmi les os de la face, les os malaires sont hypertrophiés; les os palatins et les prolongements alvéolaires des os maxillaires sont également hypertrophiés, mais les dents ne présentent aucune augmentation de volume appréciable. L'os hyoïde est large et épais. La voûte du crâne ne présente aucune déformation. Les quelques mensurations qui suivent peuvent rendre compte des proportions atteintes par les différentes parties du squelette.

Taille 1 mètre 675.

La plante du pied dans sa plus grande largeur atteint 11 cent. La circonférence de la jambe au niveau des malléoles atteint de chaque côté 37 cent. ; celle de l'avant-bras un peu au-dessus du

poignet 24 cent. Le périmètre du genou droit est de 44 cent. ;
celui du genou gauche 43 cent. La largeur du tibia dans son
tiers supérieur est de 75 millim. à droite, et de 70 millim. à gauche ; au niveau de la partie moyenne cette largeur est à gauche
comme à droite de 65 millim. La largeur de la clavicule est de
chaque côté de 3 cent.

On constate en outre une hyperchondrose notable d'un certain
nombre de cartilages et de fibro-cartilages. C'est ainsi que les
cartilages de l'oreille et les cartilages tarses présentent une
épaisseur insolite. Il en est de même de l'épiglotte, de la cloison
des fosses nasales ; tandis qu'on ne constate aucune anomalie
dans les autres cartilages du larynx, et dans les cartilages de la
trachée, accessibles au toucher.

Les téguments des mains et des pieds semblent épaissis dans
une certaine mesure, mais ils sont partout mobiles sur les surfaces osseuses sous-jacentes. Les ongles ont subi un accroissement de volume considérable : l'ongle du pouce a une largeur
de 3 cent. 1/2 ; celui du médius de 2 cent. 1/3 ; celui du gros orteil de 4 cent. Les ongles des autres doigts et des autres orteils
se sont développés dans des proportions identiques.

Les masses musculaires, notamment au niveau des extrémités,
sont en général flasques et atrophiées. La station debout et la
marche prolongée sont pénibles. Les mains ne peuvent exercer
qu'une pression médiocre. Tout travail de longue durée est impossible.

Lorsque H... est resté longtemps debout, il ressent dans les
jambes une chaleur brûlante ; il la ressent également dans d'autres circonstances, notamment lorsqu'il est couché. Aussi recher-
che-t-il de préférence le froid, et les bains froids le soulagent
beaucoup.

Les organes internes paraissent normaux ; pas de phénomènes
céphaliques, pas de troubles des fonctions cérébrales. Les fonctions de la vie végétative, les sécrétions et les excrétions ne
présentent rien d'anormal, sauf, depuis l'origine de l'affection,
une hypersécrétion sudorale aux pieds.

Rogier. 2

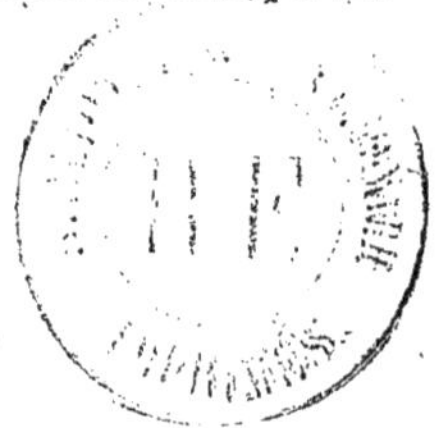

Examen des urines. — L'examen chimique des urines, considérées notamment au point de vue de leur richesse en phosphates terreux, fit constater que leur composition était normale,
tandis que Lobstein (Traité d'anatomie pathologique) mentionne
que dans le cas de Saucerotte, l'urine ne contenait pas la pro-
portion de sels terreux habituelle.

Il faut considérer d'ailleurs que dans le cas que je rapporte
ici, l'affection est restée stationnaire.

Le traitement prolongé par l'iodure de potassium, auquel H...
fut soumis, n'eut aucune influence sur l'affection.

OBSERVATION III.

(Publiée par le professeur Friedreich. *Loco citato.*)

Je ne fus pas moins surpris lorsque H... m'amena son frère
Charles, âgé de 22 ans, et atteint de la même affection que lui.
Chez ce dernier l'affection débuta alors qu'il était dans sa 17° année. (Il fut atteint par conséquent à peu près au même âge que
son frère aîné.) Elle se développa de même chez lui, sans donner lieu à aucun phénomène douloureux.

L'augmentation de volume porta d'abord sur les pieds, sur les
jambes et sur les genoux, si bien que chaque fois le cordonnier
était obligé de lui faire des bottes plus larges. Au bout d'un an,
l'affection s'étendit aux mains et aux avant-bras. Mais depuis deux
ans, elle n'a plus fait de progrès. Lorsque je l'examinai pour la
première fois le 1er juillet 1867, je constatai comme chez son
frère une augmentation de volume considérable des os.

L'hyperostose portait aussi dans des proportions variables sur
les os de la cuisse et du bras, sur les côtes, notamment au niveau
des insertions cartilagineuses, sur le sternum, sur les os du bassin et sur les omoplates, sur les rotules et sur les clavicules.
Parmi les os de la face, les os malaires étaient également hypertrophiés, comme chez le premier malade ; mais dans le cas pré-

sent on ne constatait ni hyperostose de la voûte palatinc, ni hyperostose des prolongements alvéolaires des maxillaires. On notait aussi une hyperostose des surfaces osseuses, surtout prononcée au niveau des épiphyses, un épaississement des téguments des pieds et des mains, un développement énorme des ongles (23 millim. pour le pouce, 20 millim. pour le médius, 30 millim. pour le gros orteil).

Chez Charles on constatait un épaississement des cartilages de la cloison, mais par contre aucun épaississement des cartilages de l'oreille, des paupiéres et de l'épiglotte, contrairement à ce que nous avons observé chez son frère.

La taille était de 1 mètre 78 cent. La plante du pied dans sa plus grande largeur avait 12 cent. Circonférence de la jambe au niveau des malléoles 37 cent., celle du genou droit 42 cent. 1/2, celle du genou gauche 43 cent., celle de l'avant-bras au niveau du poignet 23 cent. 1/2. Largeur de la clavicule 3 cent. 1/4.

Les masses musculaires sont plus fermes et plus épaisses chez Charles que chez son frère. Aussi peut-il sans trop de fatigue se livrer à des travaux pénibles ; la station debout et la marche ne sont pas trop fatigantes. Il ne ressent pas de chaleur brûlante comme son frère, et il n'a pas, comme ce dernier, d'hypersécrétion sudorale.

OBSERVATION IV.

(Publiée par M. Bourceret, interne de M. Vulpian.)

René H..., âgé de 51 ans, entre le 9 mars 1876 à l'hôpital de la Charité, salle Saint-Jean-de-Dieu n° 5, présentant des hyperostoses sur toute la surface du corps.

L'étiologie de cette affection étant peu connue, nous avons recherché et rapporté avec le plus de soin possible les antécédents du malade.

Le père est mort à 81 ans, la mère à 76 ans. Trois frères sont morts en bas âge de convulsions ; trois sœurs sont bien portantes. On ne trouve ni chez les parents ni chez les enfants aucune trace de rachitisme, ni d'affection osseuse quelconque ; pas de scrofule, pas de rhumatisme, pas de goutte.

Jusqu'à l'âge de 12 ans, le malade s'est très bien porté. Il était fort, bien développé, pas de manifestations scrofuleuses. On n'observe, du reste, chez lui aucune trace d'affection diathésique. A l'âge de 12 ans, le malade a eu des accès de fièvre intermittente tierce (?) qui ont duré pendant deux ans. Jusqu'à 20 ans le malade continue son métier de peintre en bâtiments. Il s'est livré à quelques excès alcooliques à cette époque, et il a eu une blennorrhagie légère. Pas de chancres, pas de taches sur la peau. Pas de syphilis. A 35 ans, paralysie des extenseurs qui avait complètement disparu au bout de six mois. N'a jamais eu de coliques de plomb. Il y a sept ans, H... éprouva de la lassitude dans les membres inférieurs, avec un peu d'œdème le soir. Pas de douleur. A peu près au même temps, il remarqua que sa tête grossissait. Il s'en aperçut en voulant mettre un chapeau qu'il n'avait pas mis depuis quatre ou cinq mois. Pas de douleur de tête, pas de troubles généraux à cette époque. En 1870, il a pu encore faire le service militaire ; mais après la guerre, il a dû s'arrêter et n'a pu travailler sérieusement depuis. Les jambes ont enflé davantage, et les os ont commencé à s'incurver. La peau fut pendant quelque temps rouge et très sensible ; il y eut un peu de fièvre.

En 1871, il est survenu des douleurs fulgurantes, siégeant surtout autour des genoux, le prenant aussi bien le jour que la nuit ; ces douleurs sont moins fréquentes depuis un an ou deux. Pas de troubles de la vue ; pas de troubles de la sensibilité.

Depuis ce moment, les os de la jambe ont encore grossi et se sont incurvés davantage. Il y a cinq mois, les épaules et les bras sont devenus le siège de douleurs qui existent encore.

Rien de particulier à signaler sur l'alimentation ordinaire.

Etat actuel. — H... est un homme de petite taille, d'une constitution moyenne ; il n'a point de fièvre ; rien dans la poitrine, ni dans l'abdomen. Il est entré à l'hopital pour les douleurs dans

les épaules et les bras, dont nous venons de parler. Les douleurs plus marquées à gauche qu'à droite, sont continues et
s'exaspèrent par les mouvements, surtout les mouvements d'é-
lévation et de projection du bras en arrière. Elles paraissent
dues à des névralgies et ne ressemblent en rien aux douleurs
fulgurantes des membres inférieures décrites plus haut. Mais ce
qui frappe le plus en examinant cet homme, c'est la conforma-
tion de son squelette.

Les clavicules ont un volume au moins double du volume normal; l'extrémité interne fait une saillie considérable.

Les omoplates paraissent augmentées de volume, surtout au
niveau de l'épine.

Les humérus présentent des altérations symétriques. Il y a une
hyperostose fusiforme au niveau de l'empreinte deltoïdienne.

Le reste de l'os est peut-être un peu plus gros qu'à l'état normal. A l'avant-bras, on constate une augmentation assez considérable du cubitus à sa partie supérieure, dans une étendue de
10 centimètres. Cette altération est symétrique, comme celle des
humérus. Les radius, le carpe, le métacarpe, les phalanges ne
présentent rien d'anormal. Les muscles des membres supérieurs
sont bien conservés.

Le thorax a pris un aspect globuleux ; la respiration est surtout diaphragmatique ; à chaque inspiration, le thorax est sou-
levé en bloc. Il forme une espèce de cage rigide.

Les muscles de l'épaule sont peu développés de chaque
côté. On ne peut apprécier s'il y a augmentation de volume des
vertèbres.

Les côtes présentent une inclinaison de haut en bas plus prononcée que d'habitude ; elles paraissent augmentées de volume
d'un tiers.

Les cartilages costaux semblent ossifiés. Le malade a un peu
de dyspnée quand il marche. Le sternum est à peu près
normal.

L'os iliaque est peut-être un peu plus volumineux que normalement, surtout au niveau de la crête iliaque. Rien au sa-

crum. Le fémur droit présente une hyperostose fusiforme vers le tiers supérieur ; mais il y a surtout une augmentation de volume de l'extrémité inférieure. Mêmes lésions pour le fémur gauche, sauf que l'extrémité inférieure est beaucoup plus hyperostosée que l'autre. Les rotules sont aussi augmentées de volume.

Le tibia droit présente une hyperostose générale très considérable. Il existe à la surface de l'os, dans toute sa longueur, des rugosités très prononcées. Mêmes lésions à gauche.

Les hyperostoses des tibias sont moins lisses, moins régulières que les autres ; elles sont vraisemblablement formées de tissu spongieux ; aussi les jambes ont subi des déviations, surtout à droite. La jambe droite présente deux courbures : l'une à concavité postérieure, l'autre à concavité interne. Mêmes dispositions, un peu moins marquées du côté opposé. La circulation veineuse est un peu gênée aux jambes : il y a un développement variqueux qui s'arrête aux genoux.

Les péronés sont aussi plus volumineux, mais beaucoup moins proportionnellement que les tibias. Hyperostoses légères des os du tarse, et peut-être du métatarse.

Les muscles de la cuisse sont à peu près normaux comme volume et comme consistance ; mais ceux de la jambe paraissent atrophiés. Rien dans la face.

D'après ce que nous avons rapporté plus haut, la tête a aussi augmenté de volume. On ne sent pas d'exostose irrégulière sur le crâne ; il existe seulement une espèce de crête au niveau de la suture bi-pariétale.

Quelques jours après son entrée, le malade se plaint aussi de douleurs dans la mâchoire des deux côtés ; assez fortes pour empêcher la mastication. Elles ne durent que quelques jours.

13 mars. 1 gr. d'iodure de potassium. Frictions avec baume tranquille.

Le 29. 1 gr. 50 d'iodure de potassium.

2 avril. 2 gr. d'iodure de potassium.

Les douleurs des épaules sont beaucoup moins vives qu'à l'entrée du malade à l'hôpital.

L'état général est assez bon ; le malade se fatigue très vite
lorsqu'il reste debout ; il survient un peu d'œdème des jambes
le soir, s'il marche dans la journée pendant un certain temps.

L'examen des urines a été fait par MM. André-Pontier et
Hurbain, internes en pharmacie du service.

Cet examen a démontré que la composition de l'urine pouvait
être considérée comme à peu près normale.

OBSERVATION IV (bis).

(Publiée dans la *Revue de médecine*, par M. Rathery, médecin
des hôpitaux, et M. Leloir, interne des hôpitaux.)

R. H..., âgé de 56 ans, entré à la Charité en mai 1881, dans le
service de M. Vulpian, suppléé par M. Rathery.

Antécédents héréditaires. — Il n'existe dans sa famille aucune
trace de scrofule, de rachitisme, ni d'affections osseuses quel-
conques. Pas d'antécédents rhumatismaux.

Antécédents personnels. — Pas de traces d'antécédents scro-
fuleux, ni rachitiques, ni syphilitiques.

A 20 ans, quelques excès alcooliques.

A 35 ans, paralysie saturnine des extenseurs qui nécessita une
interruption de travail de trois semaines. R. H... abandonna son
état de peintre en bâtiments et se mit à coller du papier. Depuis
lors jamais de coliques de plomb, ni aucun signe d'intoxication
saturnine.

Vers 1865, en voulant se servir d'un chapeau qu'il n'avait pas
mis depuis quatre mois environ, il s'aperçut pour la première fois
que la tête avait notablement augmenté de volume. Pas de douleurs de tête, pas de sensations anormales du côté du crâne. Pas
de troubles généraux.

En 1869, sans cause appréciable, le malade éprouva de la lassitude dans les membres inférieurs, avec un peu d'œdème jusqu'à
mi-jambe le soir. Pas de douleurs ni sensations anormales.

En 1870, il a encore pu faire son service militaire (garde nationale). Il fut exposé aux refroidissements et aux misères du siège de Paris, et commença à éprouver des douleurs et en particulier des sensations de fatigue dans les genoux.

Après la guerre, en 1871, il ressentit des élancements très vifs dans les jambes, lesquelles se gonflèrent notablement, ainsi que les pieds et les chevilles. La peau était en même temps d'un rouge violacé, à peine douloureuse, et le malade, en enfonçant le doigt, laissait nettement des traces profondes comme dans l'œdème. De plus, il marchait avec peine ; il lui semblait que ses jambes étaient de plomb. Ces accidents ne furent pas accompagnés de fièvre. Depuis cette époque, il dut arrêter tout travail pendant quatre ans.

Vers l'année 1874 et le commencement de 1875, il est survenu des douleurs très vives (douleurs fulgurantes ?) siégeant surtout autour des genoux, des chevilles et dans les jambes, et quelques mois plus tard il éprouva dans les épaules des douleurs qui empêchaient presque tout mouvement des bras en arrière.

En 1875, l'œdème des jambes et des pieds disparut, et c'est alors que le malade s'est aperçu d'une hypertrophie considérable des os des jambes. Il remarqua vers la même époque que les clavicules étaient plus grosses qu'à l'état normal.

De 1875 à 1876, le malade accuse des douleurs vives dans les os des bras, dans les épaules, dans les clavicules, dans les omoplates ; elles étaient tellement vives qu'il ne pouvait même pas supporter le frottement de la chemise sur les épaules et les omoplates ; des douleurs semblables se moutrèrent dans les côtes gauches, dans les plis inguinaux, dans les fémurs et dans les jambes. Il constate que les os des jambes ont encore grossi et se sont incurvés davantage, que les humérus et les clavicules s'hypertrophient également.

En 1876, il entra à la Charité, dans le service de M. Vulpian, où l'on constata que les os du crâne, les clavicules, les humérus, les cubitus, les fémurs, les tibias, les péronés, le tarse, les côtes sont atteints d'hyperostose, et qu'il y avait doute pour les os iliaques, le sternum et les os du métatarse. Le Dr Bourceret fit paraître à cette époque une note sur ce malade dans la *Gazette des Hôpitaux*. R. H... éprouvait alors des douleurs névralgiques dans les épaules et dans les bras, douleurs paraissant assez différentes des douleurs fulgurantes des membres inférieurs.

C'est en mars 1876 que le malade aurait commencé à éprouver des vertiges, une légère diminution de la vue et de l'ouïe, phénomènes qui ne sont pas signalés dans l'observation de M. Bourceret. Il ne semble pas qu'à cette époque le maxillaire inférieur ait été atteint d'hyperostose, comme il l'est actuellement.

Pendant son séjour chez M. Vulpian, il prit de l'iodure de potassium pendant environ sept mois, plus tard on lui ordonna un peu d'acide arsénieux. Ce traitement parut beaucoup diminuer les douleurs, et le malade quitta le service pour reprendre son travail, quoique incomplètement guéri.

Depuis cette époque (août 1876), il prenait de temps en temps et très irrégulièrement de l'iodure de potassium.

Pendant les quatre ans qui s'écoulèrent, de 1876 à 1880, le malade fut obligé d'interrompre par intervalles son travail, par suite de douleurs dans les membres, de lassitude et de surdité. Durant cet espace de temps, il s'aperçut de l'augmentation de tous les membres et particulièrement des humérus.

De plus, vers 1877, il a remarqué qu'il devenait sourd, en particulier de l'oreille gauche, et cette surdité n'a fait qu'augmenter depuis lors.

La vue aurait également diminué, et il verrait de temps en temps passer devant ses yeux des mouches, des brouillards, etc. En même temps l'odorat se serait également affaibli ; la mémoire diminuerait aussi depuis cette époque ; néanmoins l'état général est relativement assez bon. Le malade a conservé l'appétit, mais il est pris de temps en temps d'oppressions et de palpitations de cœur.

En mai 1881, R. H..., qui éprouve toujours des douleurs plus fréquentes dans les membres, qui s'affaiblit, qui peut à peine continuer son travail, entre dans le service de M. Vulpian.

Etat actuel. — Homme de petite taille, assez amaigri, d'un teint bistré, d'une constitution moyenne. Ce qui frappe en examinant cet homme, c'est la déformation considérable du squelette, due à des hyperostoses généralisées et symétriques.

La tête, ainsi que le malade l'a d'ailleurs constaté, a augmenté de volume. On ne sent pas d'exostoses irrégulières sur le crâne. Il existe une espèce de crête au niveau de la suture bipariétale, et l'on peut constater par la palpation et par l'examen des os du crâne, au niveau des trous orbitaires, que les parois du crâne sont très épaissies.

Les os de la face paraissent intacts, mais les branches horizontales du maxillaire inférieur sont augmentées de volume, et le malade y éprouve parfois des douleurs assez vives.

Les omoplates paraissent un peu augmentées de volume, surtout au niveau de l'épine de l'omoplate. Les clavicules sont fortement hypertrophiées, elles ont plus du double de leur volume, et leur extrémité interne fait une saillie considérable au-dessus de la première pièce du sternum.

Les humérus sont manifestement hypertrophiés, surtout à leur partie moyenne. Ils ont presque à ce niveau le double du volume normal. La moitié supérieure des cubitus est hypertrophiée assez notablement et constitue une sorte de saillie à convexité postérieure.

Les radius, les os du poignet et des mains paraissent sains.

Le thorax a un aspect globuleux. Il se soulève en masse à chaque respiration, constituant ainsi une sorte de cage rigide. La respiration est surtout diaphragmatique.

Le malade éprouve d'ailleurs une assez grande dyspnée quand il marche. Le sternum ne paraît pas notablement atteint. Les cartilages costaux semblent ossifiés ; les côtes sont notablement hypertrophiées (du tiers environ).

Le rachis présente une courbure dorsale exagérée, ce qui, joint à la saillie des omoplates, donne au malade, vu de derrière, un aspect légèrement bossu ; on ne peut constater si les vertèbres sont hypertrophiées.

L'os iliaque présente une hypertrophie assez notable, surtout du côté de la crête iliaque.

Les fémurs sont hypertrophiés ; le fémur droit présente surtout une hypertrophie de son extrémité supérieure, c'est au contraire l'extrémité inférieure du fémur gauche qui est augmentée de volume. On ne peut constater s'il y a augmentation du grand trochanter et de la tête du fémur.

Les rotules sont augmentées de volume et épaissies.

Les jambes présentent de loin un aspect éléphantiasique ; elles sont considérablement augmentées de volume. Elles offrent une exagération très prononcée, d'une part de leur concavité interne, d'autre part de la courbure à concavité postérieure.

La circulation veineuse paraît gênée au niveau des jambes. Il n'y a toutefois pas d'œdème des membres inférieurs (du moins au moment de l'examen), bien que de temps en temps il se produise un œdème assez prononcé de l'extrémité inférieure de la jambe, des chevilles et du pied. Lorsque l'on saisit à pleine main la jambe, on constate que cet aspect éléphantiasique est dû à une hypertrophie considérable des os de la jambe, en particulier des tibias. Ceux-ci en effet sont hypertrophiés dans toute leur étendue, mais principalement au niveau de leur partie moyenne, où ils ont un volume au moins triple et quadruple de l'état normal. Ces hyperostoses des tibias sont moins lisses que celles des autres os du corps.

Les péronés sont aussi augmentés de volume. Ils semblent avoir acquis un volume double de l'état normal, et c'est également vers leur partie moyenne que paraît surtout avoir porté l'hypertrophie. Légère hyperostose des os du tarse et du métatarse. Les phalanges des orteils sont saines. Tous les muscles du corps, bien que peu développés, semblent relativement sains. Toutefois les pectoraux paraissent atrophiés, de même les muscles des jambes paraissent notablement diminués de volume.

Athérome très accentué des artères radiales.

Le système veineux du malade est très développé, tant

aux membres supérieurs qu'aux membres inférieurs et qu'au tronc.

Les poumons paraissent sains ; mais le malade est pris parfois, surtout lorsqu'il marche, d'accès violents de dyspnée.

Le cœur est assez hypertrophié, et l'auscultation permet d'entendre un prolongement du premier temps à la pointe.

Le tube digestif et ses annexes paraissent sains. Toutefois le malade ne peut digérer que de petites quantités d'aliments à la fois et est pris d'accès d'oppression après les repas.

La mémoire du malade a assez notablement diminué. Il éprouve, comme il l'observe bien lui-même, un état de torpeur intellectuelle assez prononcée. Pas de maux de tête.

La vue a baissé notablement, mais des deux côtés à la fois, depuis quelques années. Cet affaiblissement de la vue a été précédé de scotomes, etc., d'ailleurs il ne fait qu'augmenter depuis quelque temps. L'odorat est très affaibli ; le goût paraît intact.

L'ouïe est très diminuée. On peut lui appliquer une grosse montre sur le pavillon de l'oreille sans qu'il entende les battements.

Le malade éprouve quelquefois dans les membres inférieurs et supérieurs des douleurs fulgurantes qu'il faut bien distinguer des douleurs osseuses qu'il éprouve souvent au niveau des os malades et qui sont augmentées par la pression.

La sensibilité et les réflexes tendineux sont intacts.

L'état général est assez bon, mais le malade se fatigue très vite, et il lui survient parfois un peu d'œdème des jambes le soir quand il a marché beaucoup.

La miction paraît normale. L'urine ne contient ni albumine, ni sucre.

Voici le résultat de l'analyse de l'urine faite le 30 juillet 1881, par M. Douché, interne en pharmacie.

Eau		1145 gr. 40
Matières fixes en solution		54 gr. 60
Matières fixes	Matières organiques	35 gr. 35
	Matières inorganiques	19 gr. 25
Matières organiques	Urée	19 gr. 68
	Acide urique	0 gr. 72
	Matières diverses	14 gr. 95
	Albumine	»
	Glucose	»
Matières inorganiques	Chlore des chlorures	9 gr. 65
	Acide sulfurique des sulfates	2 gr. 46
	Acide phosphorique total	2 gr. 196
	Chaux caustique	0 gr. 859
	Magnésie	0 gr. 020
	Diverses bases	4 gr. 579

OBSERVATION V.

(Due à l'obligeance de M. Richardière, interne des hôpitaux.)

Bellamy V..., âgé de 50 ans, tourneur en cuivre, entré le 14 avril 1882, dans le service de M. Empis.

Le malade n'a jamais entendu dire que dans sa famille il y ait eu des infirmités analogues à celles dont il est atteint. Son père est mort subitement. Sa mère a été probablement atteinte d'une affection cardiaque. Quant à lui, il a eu des fièvres intermittentes en Algérie pendant six mois. Il aurait eu aussi la fièvre typhoïde. Il ne semble pas avoir eu d'accidents rhumatismaux dans sa jeunesse. Il est assez intelligent, et il raconte fort nettement avoir été pris brusquement de sa maladie de cœur. Il aurait ressenti une douleur vive dans la poitrine, bientôt suivie d'angoisse, de dyspnée. Il se serait trouvé mal, et ce serait à la suite de cette série d'accidents que son endocardite aurait évolué. Toujours est-il qu'il entre à l'hôpital pour de l'insuffisance cardiaque. Son

cœur est hypertrophié. Il présente des intermittences et des ir-
régularités. Les battements sont fréquents. Il existe à la pointe
un souffle très net au premier temps. Rien à la base. Le pouls
est un pouls mitral, petit, faible et irrégulier. Il existe de l'œ-
dème des jambes, et un peu d'œdème pulmonaire. Ces accidents
ont été très vite calmés par le repos et la digitale.

Notre malade est un homme de taille moyenne, assez fort, non
amaigri. Il présente une altération très remarquable du tissu osseux. Il n'a jamais eu d'accidents rachitiques, il nous l'affirme à
plusieurs reprises, et cependant ses os présentent des déformations
considérables. Il pouvait, il y a quelques années, se servir libre-
ment de ses mains pour exercer sa profession de tourneur en
cuivre. Cela lui est impossible aujourd'hui.

Ses membres qui étaient très droits ont commencé à s'incurver
il y a cinq ans. C'est par l'avant-bras droit que la déformation
a commencé. C'est encore à cette partie du corps qu'elle est le
plus considérable. {Les os sont non seulement déformés, mais
encore très augmentés de volume. Notons aussi leur dureté.

La tête présente un volume considérable. Sa circonférence
mesurée 1 centimètre au-dessus des arcades sourcilières est de
60 centimètres. Les os de la face sont volumineux. Les arcades
zygomatiques font une saillie notable. Les maxillaires inférieurs
sont aussi hypertrophiés. Le rachis ne semble pas altéré. Le
thorax offre au contraire des altérations qui ne sont pas sans
analogie avec celles des os rachitiques. Les côtes sont aplaties
latéralement. Le sternum élargi bombe en avant, et on constate
au niveau de l'union des cartilages et des côtes une série de no-
dosités rappelant le chapelet rachitique.

Rien de particulier à signaler sur les os du bassin.

Les clavicules sont normales quant à leur direction, mais elles
sont très élargies. Les humérus sont très gros. L'avant-bras droit
est la partie qui offre la plus grande altération. Le radius est
contourné sur son axe. A la légère courbure antéro-postérieure
s'est substituée une courbure de torsion dont l'axe se dirige en
dedans en donnant à l'os la forme d'un S. Il en résulte que le

mouvement de pronation est presque impossible, et que la main reste dans une position intermédiaire. Le cubitus est plus arqué qu'à l'ordinaire, et élargi. L'avant-bras gauche est moins contourné. Il semble que les os y présentent la même déformation qu'à droite, mais à un moindre degré. Les os des mains sont normaux. Les fémurs sont très volumineux ; la courbure antéro-postérieure est exagérée. Les tibias forment sur la peau une saillie considérable à convexité antérieure ; ils sont très élargis. Les pieds sont normaux. Les muscles ne présentent rien de particulier.

Urines. — L'urée dosée deux fois atteint 20 et 26 grammes par 24 heures.

Pas d'albumine. Phosphates en quantité un peu exagérée. Par le dosage au moyen de l'azotate d'urane, j'ai trouvé la première fois 4 gr. 50 par litre, et comme le malade urinait environ 1300 cent. cubes d'urines, cela fait 6 grammes par 24 heures.

Une deuxième fois le dosage a donné 5 grammes 50 par 24 heures.

OBSERVATION V bis (personnelle).

Bellamy V..., âgé de 52 ans, entré le 5 août 1883 dans le service de M. le professeur G. Sée.

Aux antécédents déjà notés dans l'observation précédente et dont ce même malade fait le sujet, nous devons ajouter les quelques renseignements suivants :

A l'âge de 5 ans, B. V... a été renversé par une voiture, et ce traumatisme lui occasionna des contusions assez graves.

Il nie absolument avoir eu dans son enfance des traces de rachitisme. Il prétend n'avoir jamais eu de chancre, et affirme n'avoir jamais eu de rhumatismes.

Il a eu trois enfants, dont deux moururent l'un à huit jours, l'autre à deux ans. Sa fille aînée, qui actuellement est seule vivante, fut atteinte d'un lupus en 1872, à l'âge de 9 ans.

Il y a environ sept ans, vers 1877, B. V. s'est aperçu qu'il éprouvait une gêne dans les mouvements de l'avant-bras droit que nécessitait sa profession de tourneur en cuivre. Depuis cette époque, ces mouvements devinrent de plus en plus difficiles, au point qu'il fut obligé dans la suite de cesser d'être tourneur pour devenir limeur. C'est également vers 1877 qu'il commença à boiter très légèrement, aussi ses camarades furent les premiers à le remarquer et ils attirèrent son attention sur l'irrégularité de sa démarche. De même il commença à s'incliner en avant, ce qui ne fit qu'augmenter depuis cette époque.

Ses forces allèrent en diminuant peu à peu ; la marche et la station debout devinrent de plus en plus pénibles. La peau n'a jamais épaissi sur aucun point du corps. Le malade n'a jamais éprouvé de douleurs osseuses ou autres.

B. V... est un homme de taille moyenne 1 mètre 54, qui paraît assez fort. Quand on l'examine dans la station verticale et privé de ses vêtements, on est frappé de la grosseur de sa tête, des déformations que présentent ses deux avant-bras et principalement le droit, des dimensions assez considérables des jambes à leur partie inférieure, de la distance qui sépare les deux cuisses lorsque les talons sont en contact, de l'impossibilité où il est de se tenir autrement qu'incliné en avant, et enfin, si on vient à lui faire faire quelques pas, de sa démarche embarrassée et irrégulière qui rappelle plus ou moins celle de la canne.

Nous avons dit que la tête paraît très grosse, ainsi que les jambes. Si l'on vient à les toucher, on constate facilement que leur augmentation de volume dépend uniquement de celle des parties osseuses.

La plante du pied dans sa plus grande largeur est de 10 cent. ; la circonférence de la jambe droite au niveau des malléoles est de 30 centimètres, celle de la jambe gauche au même niveau est de 29 cent. 5.

La largeur du tibia droit à l'union du tiers supérieur et du tiers moyen est de 7 centimètres, celle correspondante du tibia gauche est de 6 centimètres. Au niveau de la partie moyenne, cette largeur est à droite de 7 cent. 1/2 et à gauche de 6 cent. 1/2

Outre leurs dimensions exagérées, les tibias présentent une convexité interne très marquée, de sorte qu'ils se rapprochent par leur partie moyenne et s'éloignent par leurs extrémités.

Bien que les péronés, à cause de leur situation moins superficielle, soient d'un examen plus difficile, on peut cependant constater qu'ils présentent eux aussi un certain degré d'épaississement.

Les deux malléoles de chaque côté sont singulièrement hypertrophiées; il en est de même pour l'extrémité supérieure des deux os de la jambe; la tête du péroné est très saillante. Le périmètre du genou droit est de 40 centimètres, celui du genou gauche est de 39 centimètres. Les rotules, quoique grosses, sont toujours mobiles.

Les fémurs, augmentés de volume, offrent une courbure très notable à convexité dirigée en avant et en dehors; en sorte que, le malade étant debout et les deux talons rapprochés, les deux cuisses sont séparées l'une de l'autre par un espace elliptique, qui, dans sa plus grande largeur, atteint 15 centimètres du bord interne d'une cuisse au bord interne de l'autre cuisse, et de 29 à 30 centimètres de la face antérieure d'un fémur au point correspondant du fémur opposé.

Les trochanters sont saillants, et il est facile de constater que les crêtes iliaques sont hypertrophiées.

Les apophyses épineuses des vertèbres, principalement des lombaires et des dernières dorsales, sont notablement épaissies. La poitrine est globuleuse; les cartilages costaux sont presque ossifiés. Les côtes paraissent augmentées en épaisseur et en largeur, aussi les espaces intercostaux sont-ils plus étroits qu'à l'état normal. L'extrémité antérieure des côtes se termine par des renflements dont l'ensemble rappelle le chapelet rachitique.

Le sternum est rugueux et bombe en avant.

Les clavicules présentent les dimensions suivantes : la droite est large de 3 centim. et la gauche de 2 centim. 3/4. L'extrémité interne de chacune d'elles fait une saillie considérable au-dessus de la première pièce du sternum. En ce qui concerne les omoplates, l'épine surtout est épaissie et élargie. Les humérus sont augmentés de volume, et chacun d'eux décrit une courbure à concavité antéro-externe. Les deux avant-bras sont déformés, mais c'est le droit qui présente la déformation la plus caractéristique. Le radius très incurvé présente une courbure de torsion dont l'axe est manifestement dirigé en avant et en dedans, et par suite l'avant-bras reste dans une position intermédiaire entre la pronation et la supination. La pronation complète est encore possible, mais la supination est absolument impossible. L'extrémité inférieure du radius droit dans sa plus grande largeur mesure plus de 6 cent. L'avant-bras gauche présente les mêmes déformations, mais beaucoup moins accentuées ; aussi le mouvement de supination, quoique difficile, est-il encore à peu près possible.

Les cubitus sont élargis et plus arqués que normalement.

A l'inspection des mains, on constate que les phalanges des doigts, ainsi que les os du métacarpe et du carpe, ne sont que très légèrement augmentés de volume ; la peau n'y est pas épaissie, et les divers mouvements des doigts sont très faciles.

Les ongles n'ont pas augmenté de largeur ; ceux des pouces ont 17 millim., et les autres varient entre 12 et 15 millim.

Au commencement de l'hiver 1882-83, B. V... se fit faire un chapeau de feutre sur mesure, il le porta tout l'hiver. Pendant l'été il ne s'en servit pas, mais quand il voulut le remettre au début de l'hiver 1883-84, ce même chapeau, qui lui allait si bien la saison précédente, lui était alors trop étroit.

Voici quelques-unes des dimensions de la tête.

La circonférence prise à un centimètre au-dessus des arcardes sourcilières est de 60 centim. Une ligne partant de la racine du nez, passant par la suture bipariétale et venant aboutir à la protubérance occipitale externe, mesure 38 cent. Une autre ligne allant d'un trou auditif externe à celui du côté opposé, en croisant perpendiculairement la suture sagittale, atteint 40 centim.

Par la palpation et par l'examen des os du crâne, au niveau

des trous orbitaires, les parois du crâne paraissent très épaissies, mais en aucun point de leur surface on ne constate de petites exostoses irrégulières.

Parmi les os de la face, ce sont surtout les os malaires et le maxillaire inférieur qui ont été atteints par l'hypertrophie. On n'y constate pas non plus d'exostoses; et les dents ne présentent pas d'altérations appréciables.

Les cartilages de la cloison des fosses nasales, des paupières, du pavillon de l'oreille, de l'épiglotte, du larynx et ceux de la trachée qui sont accessibles à la palpation, ne nous ont pas paru être atteints d'hyperchondrose. Le système musculaire en général est peu développé ; il est à remarquer que c'est dans les segments de membres où l'hypertrophie osseuse est la plus considérable, que les muscles présentent la diminution de volume la plus caractérisée. C'est ainsi que lorsqu'on saisit les jambes à pleines mains, on constate que les muscles ont presque complètement disparu ; il en est à peu près de même aux avant-bras. Les muscles du tronc sont également peu développés.

Si l'on s'en rapporte aux artères superficielles, telles que les radiales, les cubitales, les temporales, le malade n'est pas athéromateux. Le système veineux est partout très développé, mais surtout aux membres inférieurs, où il y a même un développement variqueux qui s'arrête aux genoux.

Depuis le début de son affection osseuse, le malade a remarqué que sa vue faiblissait notablement, et des deux côtés à la fois. De même l'ouïe est diminuée.

Depuis deux ou trois ans il devenait sourd, en particulier de l'oreille droite ; cette surdité n'a fait qu'augmenter depuis lors, et aujourd'hui il entend à peine les battements d'une montre appliquée sur le pavillon de l'oreille droite. En faisant l'expérience du côté gauche, on constate que les battements sont assez bien perçus quand la montre est appuyée sur le pavillon de l'oreille, mais qu'ils cessent rapidement de l'être pour peu qu'on éloigne la montre. Le malade prétend que sa mémoire est toujours aussi bonne, qu'il n'a jamais de maux de tête, d'assoupissement ou de vertiges. L'intelligence ne semble pas diminuée. Le goût et l'odorat sont intacts.

Les poumons paraissent sains, mais le malade éprouve une certaine gêne de la respiration lorsqu'il marche un peu vite ou qu'il monte quelques marches d'un escalier.

Dans les mêmes conditions, il y a des palpitations. L'auscultation cardiaque fait entendre un souffle au premier temps et à la pointe.

Les fonctions digestives se font normalement.

En somme, l'état général de cet homme est assez bon, mais il se fatigue très vite, ses jambes enflent facilement quand il marche, et lui semblent, sinon de plomb, du moins très lourdes à soulever.

L'exploration de la sensibilité et des réflexes tendineux ne révèle rien d'anormal.

Le malade croit que depuis douze ou quatorze mois son affection osseuse est restée stationnaire, et qu'en tous cas elle ne fait pas de progrès bien sensibles.

Comme traitement, ce malade a été successiviment soumis à l'usage de l'iodure de potassium à dose variant de 1 gr. 50 à 2 grammes par jour, et pendant quelque temps à l'usage du phosphore aux doses progressives de demi-milligramme, un milligramme, et un milligramme et demi, sous forme d'huile phosphorée contenue dans des capsules gélatineuses.

MM. Baudran et Ragoucy, internes en pharmacie et lauréats de l'Ecole supérieure de pharmacie, ont bien voulu faire à notre demande diverses analyses de l'urine de ce malade. Nous donnons en entier l'analyse faite le 25 novembre 1884.

Quantité d'urine émise en 24 heures....	2 litres.	
Densité...............................	1019	
Eau..................................	1974 gr.	184
Matières fixes en solution.............	63 gr.	816
Matières { Matières organiques.......	39 gr.	107
fixes { Matières inorganiques.....	24 gr.	709

Matières organiques	Urée....................	24 gr.	44
	Acide urique..............	0 gr.	80
	Albumine................	»	
	Glucose.................	»	
	Matières extractives.......	13 gr.	867
Matières inorganiques	Chlore des chlorures......	9 gr.	75
	Acide phosphorique total...	2 gr.	252
	Acide sulfurique des sulfates...............	2 gr.	75
	Chaux caustique..........	1 gr.	20
	Magnésie...............	0 gr.	027
	Diverses bases...........	8 gr.	73

Voici brièvement les résultats de quelques autres analyses :

Le 8 août.

Quantité d'urine...........	1500 centilitres.
Densité.................	1016
Acide phosphorique total.	3 gr. 052
Urée..................	24 gr. 03
Albumine...............	1 gr. 50
Sucre..................	0

Le 16 août.

Quantité d'urine..........	2 litres.
Densité.................	1018
Acide phosphorique total..	2 gr. 88
Urée..................	15 gr. 132
Albumine...............	0
Sucre..................	0

Le 29 août.

Quantité d'urine..........	2250 centilitres.
Densité.................	1018
Acide phosphorique total..	3 gr. 080
Urée..................	25 gr. 63
Albumine...............	0
Sucre.................	0

On trouvera à la fin de cette thèse la photographie de notre malade. Nous remercions M. A. Ygouf, externe des hôpitaux, du concours qu'il a bien voulu nous prêter à cette occasion.

SYMPTOMATOLOGIE.

Loin de nous la prétention de donner ici une symptomatologie complète de cette curieuse affection, vu le nombre restreint d'observations que nous avons pu recueillir ; nous voulons seulement mettre en relief ce qui nous a le plus frappé et paru le plus intéressant.

C'est de l'hypertrophie osseuse, phénomène constant et primordial, que dépend toute la symptomatologie ; c'est donc par elle que nous commençons cette étude.

L'hyperostose ne débute pas toujours par les mêmes parties du squelette. Dans les deux observations de Friedreich, la maladie a commencé par les extrémités inférieures. Les frères Hagner virent en effet tout d'abord leurs pieds augmenter de volume.

Le malade de MM. Leloir et Rathery s'aperçut au contraire du début de son affection, en voulant se servir d'un chapeau qu'il n'avait pas mis depuis quatre mois, et qui était devenu trop étroit. Enfin, chez notre malade, les déformations osseuses qui le frappèrent pour la première fois siégeaient dans les avant-bras, surtout dans le droit.

Lorsque les lésions ont commencé à apparaître, elles tendent à se généraliser dans un laps de temps assez long, variable dans chaque cas. Un fait très curieux à noter, c'est que, en se généralisant, elles envahissent symétriquement les divers os, et lorsqu'elles atteignent

seulement une certaine portion de l'os, on les retrouve
au point correspondant du côté opposé.

Les lésions sont donc généralement aussi développées
d'un côté que de l'autre ; toutefois, chez notre malade,
elles sont beaucoup plus accentuées à droite qu'à gauche, et cela est surtout vrai au niveau des avant-bras.

Tous les os peuvent être frappés d'hyperostose, mais
avec une fréquence inégale.

Parmi les os le plus souvent atteints, nous pouvons
citer les os du crâne, le maxillaire inférieur, les clavicules, les humérus, les cubitus, les fémurs, les tibias et
les péronés.

Parmi les os le plus souvent indemnes, nous trouvons
en général les petits os, ceux du carpe, du métacarpe,
les phalanges des doigts et des orteils, enfin le radius,
bien que cet os soit chez notre malade un des plus
hypertrophiés,

L'hyperostose n'atteint pas toujours les mêmes proportions ; légère dans certains cas, elle peut être considérable dans d'autres.

C'est ainsi que chez le malade de MM. Leloir et Rathery, « les tibias au niveau de leur partie moyenne
« ont un volume au moins triple et quadruple de l'état
« normal ».

Bérard a longtemps possédé un fragment de crâne
dont les pariétaux avaient plus de 4 centimètres d'épaisseur. Cette pièce est au musée Dupuytren, n° 379.

Nélaton a rencontré une semblable épaisseur sur tous
les os, qui formaient le crâne d'une idiote morte à la Sal-
pêtrière.

L'os atteint peut l'être uniformément dans sa tota-
lité, ou l'hyperostose atteindre des proportions plus
considérables dans une de ses parties seulement, diaphyse ou épiphyse. Nous venons de voir que chez le ma
lade de MM. Leloir et Rathery, les humérus et les tibias sont augmentés de volume surtout à leur partie
moyenne; chez notre malade, au contraire, le radius présente à l'extrémité inférieure sa déformation la plus caractéristique.

Enfin les hyperostoses peuvent être lisses à leur surface, ou bien au contraire être couvertes de petites sail-
lies, comme cela est noté dans les deux cas de Friedreich.
« Partout, dit cet auteur, les os sont couverts d'irrégu-
« larités et d'exostoses plus ou moins volumineuses. »

Outre l'augmentation de volume, les os hyperostosés
peuvent présenter soit une exagération des courbures
naturelles, soit encore des courbures anormales ou
même de véritables torsions. La déformation de ce genre
la plus caractéristique est celle que présente notre malade au niveau de son radius droit; déformation qui pa-
rait être chez lui en rapport avec sa profession de tourneur. C'est un fait intéressant; il nous montre en effet
qu'à un moment quelconque, il a existé un peu de ramollissement des os, qui les a rendus jusqu'à un certain
point malléables.

Friedreich note que l'affection se développa chez les
deux frères Hagner sans donner lieu à aucun phénomène douloureux. Il en fut de même pour notre malade.

Saucerotte mentionne que son malade « ressent des
« douleurs universelles qu'il croit être des rhumatismes,

« mais il est bien plus à présumer qu'elles sont le ré-
« sultat de la distension du périoste et des autres par-
« ties membraneuses qui environnent les os ».

Le malade de MM. Leloir et Rathery éprouva lui aussi
« des douleurs vives dans les os des bras, dans les
« épaules, dans les clavicules, dans les omoplates ; elles
« étaient tellement vives qu'il ne pouvait même pas sup-
« porter le frottement de la chemise sur les épaules et les
« omoplates. Des douleurs semblables se montrèrent dans
« les côtes gauches, dans les fémurs et dans les jambes ».

L'hyperostose peut être accompagnée de l'hyperchondrose d'un certain nombre de cartilages et de fibro-
cartilages. C'est ainsi que dans les deux observations
de Friedreich, cet auteur a constaté « l'épaisseur insolite » des cartilages de l'oreille, des cartilages tarses,
de l'épiglotte, de la cloison des fosses nasales. Dans à
peu près toutes les observations, les cartilages costaux
sont presque ossifiés.

L'hyperostose peut encore être accompaguée d'un
phénomène très curieux, c'est un accroissemment de
volume considérable des ongles qui a été observé chez
les frères Hagner.

Chez le frère aîné, l'ongle du pouce a une largeur de
35 millimètres, celui du gros orteil de 40 millimètres.
Les ongles des autres doigts et des autres orteils se sont
développés dans des proportions identiques.

Enfin, chez ces deux malades, les téguments des mains
et des pieds semblaient épaissis dans une certaine mesure, mais partout ils étaient mobiles sur les surfaces
osseuses sous-jacentes,

Toutes les observations font remarquer que les dents n'ont subi aucune augmentation de volume appréciable, bien que les maxillaires aient été le siège d'hyperostose.

Nous devons encore signaler une particularité très remarquable, c'est l'antagonisme qui semble exister entre l'état du système musculaire et celui du système osseux. Il paraît résulter de nos observations que les parties où les os présentent l'hypertrophie la plus accentuée sont précisément celles où les muscles sont le plus frappés par l'atrophie. Ainsi, dans tous les cas, il est rapporté que les os des jambes sont parmi ceux qui présentent l'hypertrophie la plus notable ; en général, les jambes présentent plus ou moins un aspect éléphantiasique, et tous les observateurs nous font bien remarquer que les chairs n'y sont pour rien, loin de là. Saucerotte dit que « les jambes de son malade sont tout « os et qu'elles n'ont point ou presque point de mollet ».

La marche est très difficile pour ces malades, qui disent avoir « des jambes de plomb ». Aussi se fatiguent-ils très vite et accusent-ils presque toujours une grande lassitude.

Le thorax, par suite de l'augmentation de volume des parties osseuses qui le constituent, et de l'ossification presque complète des cartilages costaux, devient une espèce de cage rigide ; aussi la respiration est-elle surtout diaphragmatique, et les malades sont-ils plus ou moins oppressés. (Cas de Saucerotte, de MM. Leloir et Rathery, et enfin notre observation.) On peut également ment observer quelques phénomènes cérébraux dont la cause doit être cherchée dans la compression des centres

nerveux par les parois de la cavité crânienne hypertrophiées. Saucerotte nous dit que son malade « est presque
« toujours assoupi, sans doute à cause de la compres-
« sion du cerveau par l'épaississement des os du crâne ».
De même, le malade de MM. Leloir et Rathery a eu des
vertiges, sa mémoire a notablement diminué, et « il
« éprouve un état de torpeur intellectuelle assez pro-
« noncée ».

Les nerfs crâniens peuvent être comprimés, et cette
compression se traduit par des troubles fonctionnels des
organes auxquels ils se rendent. Ainsi, chez ce dernier
malade, l'odorat est très affaibli (première paire des
nerfs crâniens) ; la vue a baissé notablement et des deux
côtés à la fois ; cet affaiblissement de la vue a été précédé de scotomes (deuxième paire des nerfs crâniens) ;
enfin, l'ouïe est très diminuée (huitième paire des nerfs
crâniens). On peut même lui appliquer une grosse montre
sur le pavillon de l'oreille sans qu'il en entende les battements. Le malade que nous avons observé présente,
quoique moins avancées, des lésions analogues. Sa vue
a diminué des deux côtés ; l'ouïe a beaucoup perdu de
son acuïté du côté gauche, il y a surdité presque absolue
du côté droit.

Notons, enfin, que le malade observé en 1876 par
M. Bourceret, alors interne de M. le professeur Vulpian, et en 1881 par MM. Leloir et Rathery, a eu quelques douleurs fulgurantes, que l'on peut expliquer en
invoquant une certaine compression de la moelle épinière.

Chez le malade de Saucerotte, il y avait une notable

diminution dans l'élimination des phosphates, mais chez les quatre autres malades observés, cette quantité a été trouvée à peu près normale.

Marche. — Le début de la maladie est insidieux ; les lésions se développent à la sourdine, et ce n'est que lorsqu'elles ont atteint des dimensions assez considérables pour déformer les parties du squelette sur lesquelles elles siègent, que le malade s'aperçoit de leur existence. C'est ainsi que le malade de MM. Leloir et Rathery, « en voulant se servir d'un chapeau qu'il « n'avait pas mis depuis quatre mois environ, s'aperçut « pour la première fois que sa tête avait notablement « augmenté de volume ».

La marche de cette affection est essentiellement lente. Le malade de Saucerotte était atteint depuis six ans. Les deux malades de Friedreich faisaient remonter l'un à huit ans, l'autre à six ans le début de leur affection.

Celui que MM. Leloir et Rathery ont observé en 1881 s'était aperçu du début de sa maladie en 1865, ce qui faisait déjà environ seize ans de durée.

Le malade, qui fait le sujet de notre observation, prétend être gêné dans les mouvements de son avant-bras depuis environ sept ans

Nous n'avons point vu, par les observations que nous avons pu recueillir, que les lésions une fois développées aient quelque tendance à rétrocéder ; mais, au bout de plusieurs années, elles paraissent ne plus augmenter et rester stationnaires. Sous ce rapport, le pronostic est donc relativement bénin ; mais les déformations produites peuvent constituer des infirmités très gênantes et d'autant plus graves qu'elles peuvent être considérées comme incurables.

Traitement. — Les médicaments employés jusqu'ici, iodure de potassium, acide arsénieux et phosphore, bien que constituant le mode de traitement le plus rationnel, ne paraissent pas, jusqu'à ce moment, avoir donné des résultats curatifs bien importants.

ÉTIOLOGIE.

Les cinq malades qui font le sujet de nos observations appartiennent tous au sexe masculin. N'y a-t-il là qu'une simple coïncidence, ou bien les hommes sont-ils seuls exposés à cette affection? Le nombre assez restreint de cas observés jusqu'ici ne nous permet pas de trancher la question.

L'hyperostose semble frapper de préférence les sujets adultes : elle a débuté à 17 et à 18 ans dans les cas de Friedreich; à 39 ans dans le cas de Saucerotte; à 35 ans chez le malade de MM. Leloir et Rathery, et à 45 ans chez celui que nous avons observé.

Friedreich, se fondant sur les deux cas qu'il rapporte, considère l'affection comme héréditaire; mais dans les autres observations que nous avons recueillies, l'hérédité ne saurait être invoquée.

Dans les réflexions dont il fait suivre son observation, M. Bourceret se demande si on peut mettre en cause les affections du système nerveux. Il ajoute aussitôt :

« Notre malade a eu des douleurs fulgurantes, mais
« c'est là le seul signe d'affection médullaire qu'il ait
« jamais présenté. M. Vulpian pense qu'il y a à la partie
« inférieure de la moelle, ou sur la queue de cheval,
« quelques plaques d'arachnitis, qui s'expliquent faci-
« lement dans ce cas par un peu d'irritation, due à des
« hyperostoses légères de la colonne vertébrale, qu'il
« est difficile d'apprécier aujourd'hui. »

Saucerotte, s'appuyant sur ce que les urines de son malade avaient été analysées sans qu'on y ait « découvert les principes ordinaires que l'on y trouve, surtout leur terre particulière » demande si on ne pourrait pas « conclure que la terre de l'urine se portait aux os chez ce malade? »

Mais chez les deux malades de Friedreich, ainsi que chez celui observé en 1876 par M. Bourceret et en 1881 par MM. Leloir et Rathery, les urines analysées furent reconnues normales dans leur composition. Les diverses analyses, qui ont été faites de l'urine de notre malade, nous font aussi admettre que l'on peut considérer comme à peu près normale la quantité d'acide phosphorique, et par suite de phosphates, que ce malade élimine journellement.

Le *rachitisme* peut-il être mis en cause? MM. Leloir et Rathery font remarquer que « la maladie ne s'est jamais montrée avant la dix-septième année, c'est-à-dire à une époque de la vie où il est impossible d'invoquer le rachitisme ».

M. Tripier, dans son très remarquable article du Dictionnaire encyclopédique des sciences médicales, s'exprime ainsi : « Le rachitisme peut se montrer à partir du troisième mois de la vie intra-utérine jusqu'à la croissance complète du squelette (18 ou 20 ans pour les filles, 22 ou 25 ans pour les garçons)... Passé le moment de la soudure des épiphyses, toutes les lésions du tissu osseux, qu'elles tiennent à une cause locale ou générale, ne pourront être réellement assimilées ou rapportées à celles du rachitisme, à moins

« toutefois que leur début ne soit antérieur au moment
« de la soudure des épiphyses... ».

M. Tripier admet le rachitisme des adolescents, qu'il
appelle le rachitisme tardif. Si l'on voulait faire rentrer
dans le rachitisme les lésions qui font le sujet de cette
thèse, il faudrait admettre une nouvelle forme, le rachitisme des adultes ; ce qui n'est pas admissible dans l'état
actuel de la science.

Étant donné qu'un de nos malades a présenté sur les
radius, à un certain moment, des phénomènes de ramollissement, on pourrait se demander si l'affection dont
nous nous occupons n'a pas quelque rapport avec l'*ostéomalacie ;* si elle n'en serait pas, par exemple, soit une
forme, soit un mode de guérison.

Nous ne le croyons pas. En effet, chez nos malades, le
ramollissement, quand il existe, n'est qu'un phénomène
très secondaire ; il est, au contraire, le fait capital dans
l'ostéomalacie. Par contre, l'augmentation de volume
des os tient dans nos observations la place la plus im-
portante, tandis qu'elle ne rentre pas dans les phénomènes ordinaires de l'ostéomalacie. Nous croyons donc
que ces deux affections sont tout à fait différentes.

En tout cas, aucun de nos malades n'a reproduit un
autre symptôme quelconque de l'ostéomalacie : déviations de la colonne vertébrale, fractures nombreuses et
presque spontanées, diminution de la taille.....

Nous lisons dans le Traité des tumeurs de Virchow :
« Il est hors de doute que des traumatismes, la syphilis
« et le rachitisme donnent lieu à des hyperostoses. Mais
« la forme, dont il est question ici, n'a jamais été ob-

« servée dans les cas où une de ces causes avait positi-
« vement existé. » Après avoir longuement étudié l'étio-
gie des exostoses multiples et des hyperostoses, Virchow
arrive aux conclusions suivantes : « On peut donc, dans
« tous ces cas, remonter à un certain état général, que
« l'on se plaît toujours à désigner du nom tradi-
« tionnel de diathèse ossifiante ou osseuse. Seulement,
« on n'ose pas en faire simplement une dyscrasie spéci-
« fique ossifiante, calcaire ou terreuse. »

Cruveilhier écrit : « L'hypertrophie des os peut se
« produire indépendamment de toute cause spécifique,
« et constituer une lésion particulière. »

Nélaton, après avoir posé la question : quelle est la
cause de l'hyperostose? ajoute : « Ne craignons pas
« d'avouer que nous sommes, sur ce point, dans l'igno-
« rance la plus complète. »

A. Bérard et J. Cloquet discutent l'étiologie de cette
affection dans l'article Exostose du Dictionnaire en 30 volumes, reproduit dans le Compendium de chirurgie.
Dans les cas qu'ils ont étudiés, ils n'ont trouvé ni rhumatisme, ni goutte, ni syphilis, ni rachitisme.

« Dans quelques cas, disent-ils, plusieurs os ou même
« presque tous les os du squelette éprouvent diverses
« altérations dépendantes d'une véritable diathèse os-
« seuse. Alors les os s'hypertrophient ou se couvrent
« d'ostéophytes sur divers points de leur surface. »

Et plus loin : « La facilité avec laquelle les exostoses
« se forment chez quelques individus ne saurait être
« expliquée que par l'existence d'une cause générale
« dont la nature est, à la vérité, souvent très obscure. »

DIAGNOSTIC.

D'après tout ce que nous venons de dire sur les hyperostoses généralisées primitives, leur diagnostic sera facile à faire.

Les altérations du rachitisme en diffèrent notablement, d'abord par leur siège. Elles occupent, en effet, non pas indifféremment comme les hyperostoses, la diaphyse et les épiphyses de l'os, mais seulement les épiphyses dont elles produisent l'épaississement. De plus, les altérations du rachitisme, plus fréquentes dans les deux premières années de l'existence, deviennent très rares entre 15 et 18 ans (Glisson en a cité deux cas, et Portal cinq ou six); et elles ne se montrent plus après la soudure des épiphyses, c'est-à-dire après la formation complète du squelette.

Les hyperostoses syphilitiques ne sauraient non plus être confondues avec l'affection qui nous occupe.

La syphilis osseuse héréditaire se développe à un âge beaucoup moins avancé; elle débute pendant la période fœtale ou dans les premiers mois de la vie extra-utérine. Il est vrai que le professeur Lannelongue a communiqué à la Société de chirurgie, le 11 mai 1881, six observations relatives à des manifestations osseuses tardives dans la syphilis héréditaire ou acquise en bas âge; les lésions osseuses étaient apparues à un âge variant de 5 à 10 ans. Plusieurs membres de la Société ont émis des doutes sur la nature syphilitique de ces lésions; en tout cas, celles que nous décrivons ne sauraient, croyons-nous, dépendre de la syphilis héréditaire.

D'abord les hyperostoses ont débuté chez nos malades beaucoup plus tardivement que chez ceux de M. Lannelongue. Ces derniers n'avaient, du reste, que quelques os atteints ; et pour la plupart il était facile de retrouver la syphilis chez un des parents au moins. Enfin aucun de nos malades n'a présenté ces lésions dentaires si bien étudiées par Hutchinson et Parrot, qui les ont indiquées comme caractéristiques de la syphilis héréditaire. Elles existaient chez plusieurs des malades de M. Lannelongue.

Quant à la syphilis acquise, le développement généralement beaucoup plus rapide de ses lésions osseuses, les douleurs dont elles sont le siège pendant la nuit (douleurs ostéocopes), enfin leur disparition ou du moins leur diminution sous l'influence d'un traitement approprié, éveillent l'attention du médecin, qui peut encore être éclairé par les anamnestiques que lui fournit le malade. Il peut même parfois trouver la trace de quelques autres lésions spécifiques.

Nous ne parlerons que pour mémoire des hyperostoses survenues à la suite des traumatismes, des ostéites productives, des inflammations de voisinage, etc. Outre qu'elles sont localisées à un seul os ou tout au plus à un très petit nombre, leur étiologie les différencie nettement.

CONCLUSIONS.

1º Les hyperostoses généralisées et primitives sem
blent constituer, en raison même de leur multiplité, une
sorte d'affection générale. On les observe beaucoup plus
rarement que les hyperostoses localisées et secondaires.

2º Elles se développent avec une symétrie remarquable. Elles s'accompagnent de l'atrophie des muscles les
plus voisins, et quelquefois de l'hypertrophie de cer—
tains cartilages et fibro-cartilages.

On peut également observer des phénomènes dus à la
compression de l'encéphale, des nerfs crâniens et de la
moelle épinière.

3º Leur évolution est très lente; et, d'après nos observations, elles semblent frapper seulement les adultes-
hommes.

4º Leur étiologie est encore très obscure; peut-être
même faut-il considérer cette affection comme une simple forme clinique, jusqu'à ce que des observations plus
nombreuses soient venues apporter des notions plus
précises au point de vue de l'anatomie pathologique et
surtout de l'étiologie.

INDEX BIBLIOGRAPHIQUE

SAUCEROTTE. — Mélanges de chirurgie, 1801, p. 407.

FRIEDREICH. — Archives de Virchow, 1868, 3ᵉ vol.. p. 83.

VIRCHOW. — Traité des tumeurs. Traduction française de P. Aronssohn, t. II.

LOBSTEIN. — Traité d'anatomie pathologique, 1833, tome II, p. 108.

BOURCERET. — Gazette des hôpitaux, 4 mai 1876, nᵒ 52, p. 411.

LELOIR et RATHERY. — Revue de médecine, 1881, p. 738.

A. BÉRARD et J. CLOQUET. — Dictionnaire en 30 volumes, 2ᵉ édit. T. XII, p. 470. Art. Exostose.

HOUEL. — Catalogue des pièces du musée Dupuytren, Paris, 1877, t. II.

A. HEYDENREICH. — Dictionnaire encyclopédique des sciences médicales, 2ᵉ série, t. XVIII. Pathologie des os.

TRIPIER. — Dict. encycl. des sciences méd., 3ᵉ série, t. I. Art. Rachitisme.

LANNELONGUE. — Bulletins de la Société de chirurgie, 11 mai 1881.

A. HÉNOCQUE. — Dict. encycl. des sciences médicales, 2ᵉ série, t. XVIII. Art. Ostéomalacie.

RULLIER. — Bulletins de la Faculté de médecine de Paris, année 1809, p. 94.

LE DENTU. — Revue mensuelle de médecine et de chirurgie, 1879, p. 871.

RECLUS. — Progrès médical, 6, 13 et 20 décembre 1879.

CRUVEILHIER. — Traité d'anatomie pathologique, t. III.

NÉLATON. — Pathologie chirurgicale, t. II.

Voir les classiques.

Paris. — A. PARENT, imp. de la Fac. de médec., A. DAVY, successeur.
52, rue Madame et rue M.-le-Prince, 14.

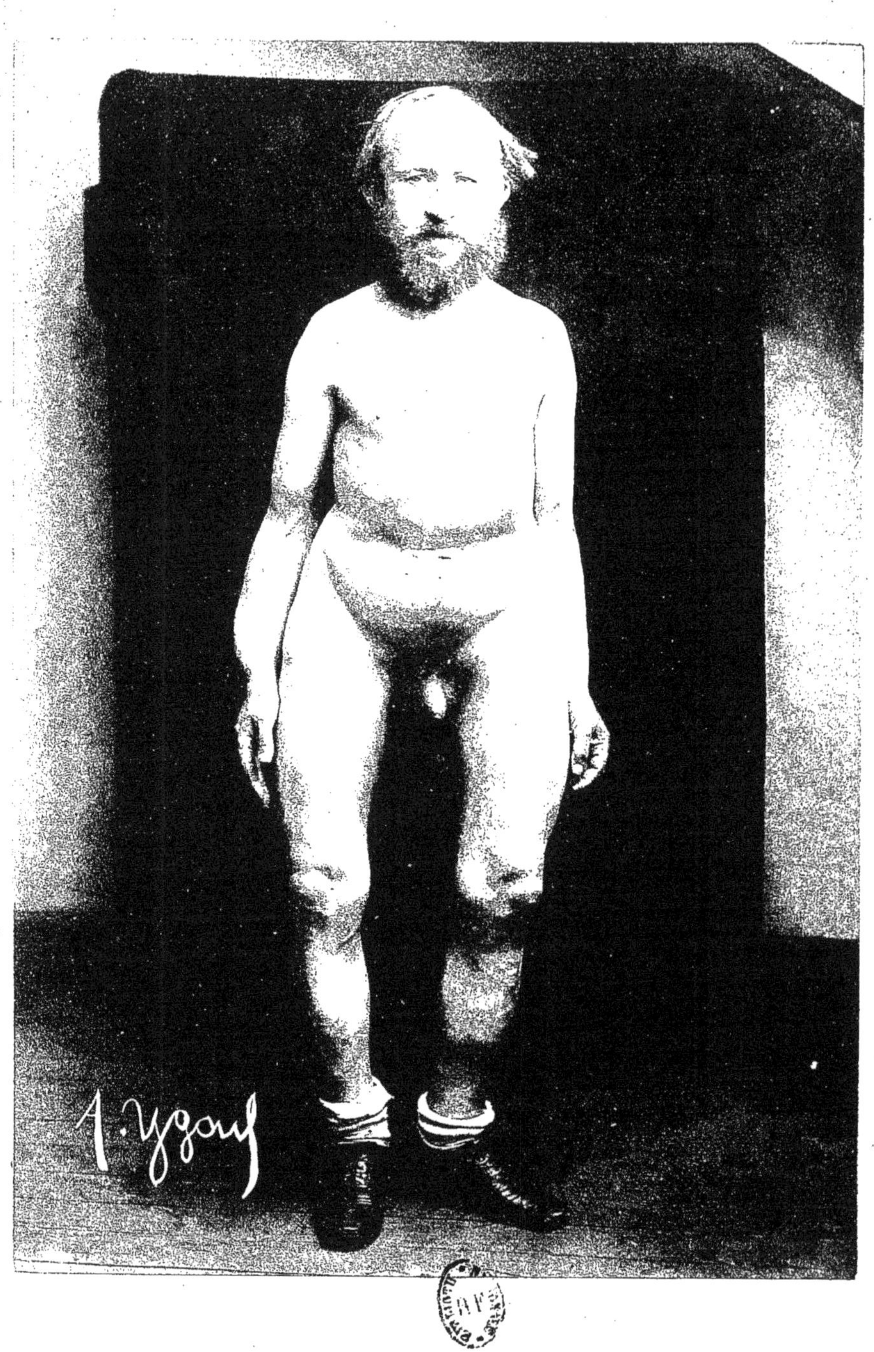